ÉTUDE

SUR

GRÉOULX

SON CLIMAT ET SES THERMES

LEUR EMPLOI DANS LE TRAITEMENT DU RHUMATISME

PAR

le Docteur LESCALMEL.

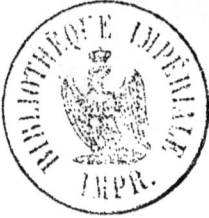

MARSEILLE

CAMOIN, libraire-éditeur, rue Cannebière , 1.

—

MONTPELLIER ,

Imprimerie L. CRISTIN et Cᵉ, rue Vieille-Intendance, 5.

1870

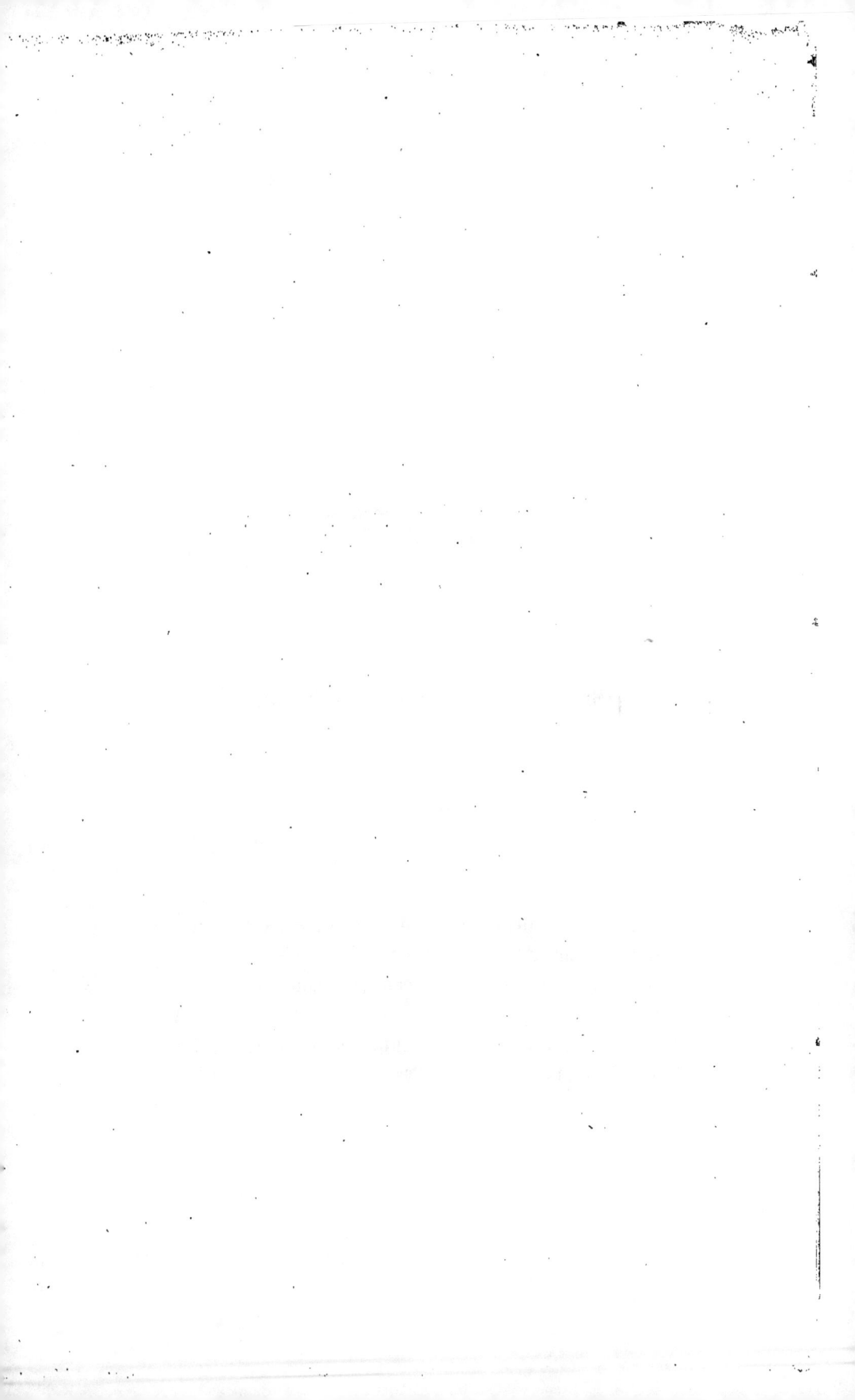

ÉTUDE

SUR

GRÉOULX

SON CLIMAT ET SES THERMES

LEUR EMPLOI DANS LE TRAITEMENT DU RHUMATISME

Gréoulx est un joli village fièrement assis sur un gracieux coteau se baignant à peine dans le Verdon et se
glorifiant à bon droit de ses eaux, de son air, de son
site et de ses agréments; il est célèbre par sa source
sulfureuse une des plus anciennement connues, et des
plus efficaces du Midi de la France.

Situé au Sud du département des Basses-Alpes, il touche le Var, se trouve à cinquante kilomètres d'Aix, et à trente de la gare de Meyrargues, une très-belle route aide à franchir cette distance en trois heures.

Gréoulx exposé au Midi est entouré et protégé de tous côtés par des collines assez élevées pour l'abriter des vents du Nord, et ne pas empêcher le libre accès des rayons solaires, aussi à peine apparaissent-ils qu'ils viennent éclairer et réchauffer ce charmant séjour. Hippocrate dit au sujet des pays ainsi situés : « Le froid » et le chaud y sont tempérés, les eaux que frappent » les rayons du soleil sont limpides, agréables à l'odo- » rat, molles et bienfaisantes, car l'action de cet astre, » surtout à son lever, les épure et les corrige, et l'air » sur lequel la lumière matinale agit avec plus de force » s'y trouve en quelque sorte pénétré des principes vivi- » fiants qu'elle verse en abondance dans l'atmosphère. »

Les sources d'eau vive sont très-abondantes à Gréoulx, on les rencontre dans toute l'étendue des collines qui regardent le Midi; les chaleurs de l'été ne les font jamais baisser, la pureté de l'eau est incomparable, le goût parfait, condition inhérente aux sources de roches dures et aux terrains calcaires.

Le territoire se présente sous deux aspects opposés, au couchant du village un magnifique bassin ayant à peu près cinq kilomètres de diamètre, entouré de tous côtés par des collines couvertes de plantes odoriférantes et de forêts de chênes verts; la plaine sillonnée en tous sens par des canaux d'arrosage prenant nais- sance dans le Verdon, qui la partage en deux parties

égales, nous montre l'agriculture dans ce qu'elle a de
plus riche, les prairies, les vergers d'arbres fruitiers
s'y trouvent partout; au pied des coteaux, les vignes,
les figuiers, les oliviers, le laurier rose, les grenadiers,
se développent avec une superbe énergie et croissent
avec profusion.

La rivière le Verdon qui traverse la plaine de l'Est à
l'Ouest, contribue encore à l'assainir et à la fertiliser;
les amateurs de la pêche trouvent facilement à satis-
faire leur goût, car les truites saumonées, les bar-
bots, les anguilles y sont très-abondants; sur les collines et dans les bois des environs, le chasseur peut à
son aise se livrer à son exercice favori, les perdrix
rouges, les lièvres, les lapins s'y rencontrent en telle
quantité qu'il ne rentrera jamais le carnier vide.

Le botaniste, le géologue, l'ornithologiste feront
partout d'amples moissons.

Au levant du village, on est frappé du contraste qui
se présente à vos yeux; à la riche végétation de la
plaine, aux champs cultivés, à la nature riante succède
une région âpre et montagneuse couverte de sombres
forêts, d'un aspect sauvage mais sévère et gracieux.

Le Verdon roule avec impétuosité ses eaux, aux-
quelles un long cours sur les graviers a conservé une
limpidité remarquable, la route de Gréoulx à Digne
longe sa rive droite, sur la gauche on aperçoit des
énormes rochers coupés çà et là par des ravins, c'est
au sommet de l'un d'eux que s'élève un ermitage célèbre dans la contrée par la vue dont on y jouit; en
effet, de ce point on voit se dérouler devant soi une

vaste étendue de pays, en face une longue suite de plateaux couverts de forêts de chênes, au-delà la Durance que bordent des plaines fertiles encadrées par les cimes du Luberon et de la montagne de Lure ; à l'Est et au Nord, la chaîne des Basses-Alpes, formant comme une muraille gigantesque ; au couchant la belle plaine de Gréoulx ; à peu de distance de l'ermitage se trouve une grotte dite *du chevalier,* où l'on ne parvient que par un sentier difficile ; au milieu de cette région bouleversée, on rencontre une retraite charmante, le vallon des nymphes, en tout point semblable à ceux que décrivent les poètes, et que l'on peut choisir pour vivre dans le repos et la solitude, des roches tapissées de lierre l'entourent et en défendent l'accès ; des bois touffus, de vertes pelouses et au fond, sous de frais ombrages, un romantique ruisseau formant mille cascades microscopiques. Au sortir de ce vallon, le spectacle change encore, la vallée du Verdon se resserre davantage, la petite rivière le Collostre vient se joindre à sa puissante suzeraine au point où naît une autre vallée qui conduit à Saint-Martin, Allemagne et Riez ; c'est celle-là qui suit la route de Digne, le Verdon coule alors au milieu d'abîmes effrayants entourés de tous côtés par de hautes montagnes qui n'offrent que rochers et précipices, où le plus hardi chasseur ose à peine s'aventurer et qui se continuent ainsi jusqu'à Quinson.

Au Nord du village se trouve enfin un vallon qui s'étend jusqu'à Valensoles, bien connu des étrangers qui fréquentent Gréoulx, car c'est en le suivant pendant

trois kilomètres que l'on arrive à une propriété nom-
mée Laval, but ordinaire des promenades des baigneurs,
ce que je me permettrai de critiquer, car ce domaine
encaissé de toutes parts par des collines, sans aucun
point de vue, à part ses prairies et ses platanes, ne
nous a jamais offert rien d'intéressant; les sites dont
nous avons parlé, la plaine, l'ermitage, la route de
Saint-Martin, les bords du Verdon nous paraissent
mille fois préférables; là, en effet, la sauvage nature,
la luxuriante végétation, les vues incomparables, tout
se trouve réuni.

D'après de nombreuses expériences, Gréoulx offre
une température moyenne de $+$ 15° centigrades; la
moyenne pendant le mois le plus chaud est de 23°70 et
celle pendant le mois le plus froid est de 6° 90 ; le
maximum des plus grandes chaleurs s'observe vers la fin
juillet et ne dépasse jamais $+$ 30°; le minimum est en
janvier et se tient toujours de 0° à $-$ 2°.

Les mois d'avril, mai et juin ont une température
délicieuse; septembre et octobre sont admirables, ce
n'est plus l'été et pas encore l'hiver; novembre et décembre sont souvent très-beaux, malgré quelques jours
de pluie; janvier est froid, février rarement mauvais,
mars est détestable, presque toujours vents, pluies et
froid; juillet et août maximum de chaleurs très-tempé-
rées par les vents d'Ouest.

La thermométrie de Nice donne les résultats suivants : température moyenne annuelle + 15° centigrades, hibernale moyenne 8° 10, estivale moyenne 25°; le maximum des plus grandes chaleurs dépasse +35°, le maximum des plus grands froids s'est élevé jusqu'à — 12°, exceptionnellement, il est vrai, mais il arrive souvent à — 5°.

A Pau, station hibernale tant vantée et si chère aux étrangers du Nord , nous trouvons : température moyenne annuelle 14°70 , moyenne hibernale 6°90 , estivale 22°50 , variation annuelle maxima — 12° et + 36°, en moyenne 25 jours au-dessous de 0°.

Nous pouvons donc dire hautement que la température de Gréoulx diffère peu de celle de Nice , et se rapproche beaucoup de celle de Pau ; elle est même plus agréable que dans le chef-lieu des Basses-Pyrénées ; il y fait moins froid et moins chaud. A Nice , il fait plus chaud en été et un peu moins froid en hiver (un degré en moyenne de différence).

Un des tourments de la Provence , le vent du Nord-Ouest., le vulgaire Mistral , est presque inconnu à Gréoulx , par suite de la présence des montagnes qui lui barrent le passage, aussi y arrive-t-il bien faible , alors qu'à Aix et Marseille il ravage et gèle tout sur son passage ; les vents du Sud-Est sont les seuls qui l'atteignent , ils sont précurseurs de la pluie , de courte durée , et n'amènent jamais de froid. Pendant l'été , les vents d'Ouest, toujours à l'état de brise , viennent rafraîchir l'atmosphère régulièrement tous les jours. Les orages ne sont pas fréquents , tandis qu'à peu de distance on voit les sommets des montagnes déchirés par

la foudre, à peine y entend-on quelques détonations
électriques; les pluies sont rares, quand elles ont lieu,
elles sont de courte durée, et très-abondantes; les
brouillards se montrent aux mois d'octobre et d'avril
sur les bords du Verdon, mais à un kilomètre on n'en
ressent plus les effets; le serein est inconnu pendant
l'été, à peine l'observe-t-on quelques jours en septembre; la neige tombe très-rarement, souvent on n'en
voit pas de tout un hiver, et si elle apparaît, cela sera
pour une journée, encore ne fait-elle que couvrir le
sol d'une légère gaze blanche qui s'envolera aux pre-
miers rayons du soleil.

Pour nous résumer en ce qui concerne Gréoulx et
son climat, nous dirons que la pureté de son ciel, sa
situation assez élevée (450 mètres au-dessus du niveau
de la mer), l'abondance de la lumière qui imprègne
son atmosphère, la prédominance des vents secs sont
autant de raisons qui portent à le considérer comme
douées de propriétés stimulantes.

En tant que station d'automne et de printemps,
Gréoulx remplit les meilleures conditions : température
moyenne, peu de pluie, peu de grands vents, promenades variées et ravissantes; nulle part les climats ne
sont parfaits; ils ont comme les caractères les défauts
de leurs qualités et les qualités de leurs défauts, a dit
le célèbre hygiéniste M. le Professeur Fonssagrives, en
cette matière la perfection est introuvable, et à ce point
de vue le climat dont nous parlons nous paraît meilleur
que celui de beaucoup de stations renommées, aussi
engageons-nous vivement nos confrères du Nord à

y envoyer les malades à la recherche d'un abri pour passer une partie de la mauvaise saison : octobre, novembre et décembre, avril et mai à Gréoulx; janvier, février et mars, à Cannes, Hyères ou Nice.

Ce conseil a été déjà en partie donné par un médecin anglais, le docteur Henri Bennett, en 1863, à ses compatriotes, qui viennent d'un seul bond de la froide Angleterre aux régions chaudes du Midi.

Espérons que justice sera rendue à la station qui nous occupe par tous les chercheurs de soleil, et qu'elle finira par être appréciée comme elle le mérite.

Les eaux thermales de Gréoulx sont connues depuis la plus haute antiquité, leur température est de 36°50 centigrades; elles sont si abondantes, qu'elles coulent constamment dans les baignoires, les robinets ayant un pouce de diamètre; elles appartiennent à la classe des eaux sulfo-calciques chlorurées et contiennent 1 gr. 50 de chlorure de sodium par litre; elles sont sensiblement bromo-iodurées; on y rencontre deux matières organiques azotées, la barégine et la glairine confondues d'abord en une seule main que les recherches de M. Wurtz, le célèbre doyen de la Faculté de Paris, ont fait distinguer l'une de l'autre; l'emploi thérapeutique de ces deux substances est encore peu connu, mais il paraît devoir être très-important dans le traitement des maladies de la peau.

La station de Gréoulx possède un établissement thermal très-bien installé, il est à cinq cents mètres au levant du village, au fond d'un riant vallon; devant la façade principale se trouvent d'élégants portiques formés par des platanes presque séculaires, sur la gauche un parc considérable où les rayons du soleil ne pénètrent qu'avec peine, grâce aux magnifiques plantations dont il est couvert. Comme comfort, l'établissement est au niveau des plus beaux de ce genre, les améliorations les mieux entendues ont été faites à tout ce qui tient à l'application des eaux, des appartements somptueux, de splendides salons où les concerts et les bals se succèdent sans cesse pendant la saison, tous les agréments se trouvent réunis aux bains de Gréoulx depuis qu'ils appartiennent à l'un des plus grands propriétaires du Midi qui s'est dévoué à leur succès et qui, pour l'obtenir, a pu ne reculer devant aucun obstacle.

Aux alentours de l'établissement se trouvent des hôtels meublés, d'élégantes villas en location, récemment construites par un jeune et habile architecte de Marseille, les grandes fortunes comme la modeste aisance trouvent à tout instant ce qui peut leur convenir.

Le site des thermes de Gréoulx est charmant, il donne l'idée d'un joli vallon de la Suisse, habitation, bonne nourriture, distractions hygiéniques de la vie de campagne, tout s'y trouve réuni ; aux baigneurs que la maladie oblige de ne pas trop s'éloigner de leurs demeures, les allées de l'intérieur du parc, l'ombre des bosquets, les avenues splendides serviront de promenades ; à ceux que le rhumatisme ne retient plus, les magnifiques sites dont j'ai parlé plus haut, et s'ils veulent voir du pays, ils n'oublieront pas d'aller visiter Fontaine-l'Évêque, puissante source qui alimente en partie le Verdon et comparable à la fontaine de Vaucluse, mais qui attend encore son Pétrarque pour être illustrée.

On administre les eaux en bains, boissons, douches, bains de vapeur et à l'aide d'appareils pulvérisateurs ; elles sont surtout efficaces dans les rhumatismes chroniques, les nombreuses affections cutanées, les névralgies, les syphilides anciennes, les maladies de l'utérus et de l'appareil respiratoire ; à ce dernier point de vue, elles nous paraissent appelées à un brillant avenir; c'est dans la phthisie pulmonaire surtout qu'elles doivent être employées, et c'est comme traitement de cette redoutable affection que nous les étudierons dans un prochain mémoire; en ce moment, nous les envisagerons seulement dans leur action sur le rhumatisme chronique. Dans ce but, étudions brièvement leurs modes d'emploi et leurs effets physiologiques.

1° Boisson. — L'altérabilité des eaux sulfureuses oblige à les consommer immédiatement et il est bon qu'elles soient prises au griffon même sans aucun transport; on évite ainsi le dégagement de l'hydrogène sulfuré et sa décomposition par l'oxygène de l'air.

Les eaux prises en boisson ont une influence directe sur l'estomac, quelquefois sur le tube intestinal et l'appareil biliaire, de plus, une influence indirecte ou par réaction sur les reins ou sur la peau ; dans le premier cas, l'estomac en reçoit une impression qui augmente son action, si cette excitation s'étend jusqu'au tube intestinal. Quelques sécrétions alvines, bilieuses, ont lieu pendant le temps qu'on boit les eaux, mais elles disparaisent immédiatement après, quelquefois au contraire il y a constipation ; dans le second cas, l'excitation qu'en reçoit l'estomac réagit tantôt sur les reins, tantôt sur la peau, d'où une sécrétion d'urine ou une transpiration plus abondante ; souvent aussi on observe une influence plus ou moins directe sur le système nerveux de la vie organique, le pouls acquiert plus de force et d'ampleur, les urines, les sueurs, les sécrétions alvines prennent un caractère nouveau, particulier.

2° *Bains*. — Les eaux prises sous forme de bains produisent une légère excitation sur la peau qui prend une teinte rosée et acquiert une chaleur agréable qui se répand sur toute sa surface, le pouls prend de la force, le mouvement respiratoire est précipité, la sécrétion de l'urine diminue, la tête reste libre, les sécrétions se développent, une moiteur générale survient, puis la transpiration, favorisée par le repos au lit, s'établit et dure plus ou moins de temps, selon l'impression plus ou moins forte que l'organe cutané a reçu du bain ; les organes internes sont alors plus aptes à remplir leurs fonctions, ceux de la locomotion exécutent avec plus de facilité et de souplesse leurs mouvements ; à cet ordre de phénomènes, succède un bien-être très-prononcé qui se prolonge plusieurs heures de la journée et ne s'efface que pour être ramené par le bain suivant ;

ces phénomènes sont éprouvés par les personnes bien
constituées, d'un tempérament sanguin ou bilioso-
sanguin, en prenant un bain de la durée moyenne
d'une heure; chez celles d'une constitution délicate,
d'un tempérament où l'élément nerveux domine et
susceptibles par conséquent de diverses impressions, ce
même bain détermine sur la peau une chaleur dés-
agréable, le pouls s'accélère, la respiration devient pré-
cipitée ; si la sueur survient, elle n'amène pas le calme
qui résulte de cette sécrétion, quand l'excitation qui l'a
produite n'a été que modérée, elle est alors trop forte;
dans ce cas, il faut que le bain soit au début d'un quart
d'heure et amené progressivement à trois quarts d'heure,
jamais au-delà et le plus souvent ne pas dépasser une
demi-heure. Les personnes d'un tempérament lympha-
tique, d'une constitution faible, reçoivent du bain une
impression de fraîcheur et de froid qui détermine la
dépression des forces ; le pouls se ralentit et peut des-
cendre à 45, les organes perdent de leur énergie ; dans
ce cas, l'excitation n'a pas été suffisante ou elle a été
nulle ; ce n'est donc pas en étudiant les effets physiologiques sur une personne que l'on peut tirer toutes les
indications pour l'application que l'on doit faire des
bains ; dans ce cas, on n'obtient qu'un résultat négatif;
il faut multiplier les expériences, et on arrivera ainsi à
reconnaître ce que nous disons plus haut.

5° *Douches.* — La douche a un effet général et un
local ; le premier est le résultat de l'impression de l'eau

qui se répand sur le corps et agit à la manière du bain;
le second est d'autant plus prononcé, plus énergique,
que la hauteur de la chute est plus élevée, que la di-
mension du tuyau qui la fournit est plus grande, que
l'eau est plus chaude et que les principes qui entrent
dans sa composition sont plus actifs; il y a vive excitation
qui exalte la sensibilité, l'action vitale augmente et
active les fonctions des vaisseaux absorbants, le système musculaire en ressent vivement l'effet; la douche
est donc un puissant révulsif, mais l'énergie en est si
forte qu'il faut la maintenir dans de justes limites; la
durée doit être d'un quart d'heure au maximum.

4° *Bains de vapeur.*—Le bain de vapeur ou d'étuve
amène une transpiration plus ou moins facile, plus ou
moins copieuse, selon le degré de susceptibilité, de
force, de vitalité de la peau, le plus souvent elle se con-
vertit promptement en sueurs abondantes, le sang cir-
cule plus facilement dans les vaisseaux capillaires, la
réaction se produit vers les organes internes, le pouls
est plus actif, la respiration est quelquefois un peu gênée,
la tête devient lourde et la transpiration ne s'établit pas
rapidement; les personnes d'un tempérament nerveux
ne peuvent guère supporter ces bains; le plus souvent
ils amènent un état de calme, et combinés avec la
boisson et la douche, ils en deviennent le régulateur.

TRAITEMENT DU RHUMATISME.

On commencera le traitement par un bain d'un quart d'heure, puis d'une demi-heure et enfin d'une heure ; il sera continué pendant quelques jours pour que la peau en reçoive une excitation modérée et qu'il y ait production de quelques-uns des phénomènes dont nous avons parlé; alors seulement les eaux seront prises en boisson, d'abord par petite quantité, deux verres en 24 heures, et on augmentera à mesure que l'estomac la supportera bien et que la réaction se produira vers la peau ; la douche et le bain de vapeur viendront en aide ensuite à l'action du bain et de la boisson ; l'unique but de ce traitement est de fixer toute l'impression des eaux sur l'organe cutané, et il sera atteint si les quatre moyens réunis sont bien combinés et administrés.

Il arrive assez souvent à Gréoulx que les douleurs rhumatismales se réveillent énergiquement au début du traitement, cela n'est pas de mauvaise augure, et l'administration des eaux ne doit pas être interrompue, tant qu'il n'y a pas réaction fébrile.

Quand l'ensemble des phénomènes dont nous avons parlé, développé par l'action des eaux est troublé soit par des imprudences ou des écarts de régime, soit par l'abus des eaux, le malade doit modifier son traitement ou le suspendre pour recommencer quand le calme

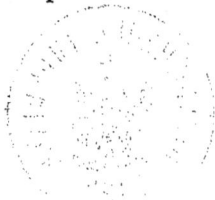

sera rétabli ; c'est pour ne pas agir ainsi que l'on voit
tant de traitements nuls ou avortés, et l'exaspération des
symptômes du rhumatisme ; les malades, dans ce cas,
ne doivent accuser ni l'inefficacité des eaux , ni leur
opportunité, c'est à eux seuls qu'ils doivent leur insuccès.

Dans la circonstance où les malades éprouvent par
l'eau du bain une sensation de froid (c'est le cas le
plus rare), le bain doit être suspendu ; il sera repris
lorsque l'énergie des organes internes et la sensibilité
de la peau auront été réveillées par un exercice modéré,
des frictions aromatiques sur toute l'habitude du corps,
une nourriture tonique, une boisson légèrement exci-
tante, la douche précédera alors le bain qui sera de
courte durée, un quart d'heure, puis une demi-heure.
Dans tous les cas, le repos au lit après le bain est utile,
parce qu'il facilitera la production d'une légère transpiration qui est le prélude des effets thérapeutiques des
eaux.

Quand l'excitation du bain est trop forte, on peut en
modérer l'action, soit en mitigeant l'eau, soit en la
laissant refroidir.

La durée moyenne du traitement complet (boisson,
bain, douches, bain de vapeur) se compose de vingt-trois
bains, de dix-huit douches, de quatre verres d'eau le
matin à jeûn et de cinq bains de vapeur, terme moyen.
En le suivant bien, il suffit, dans la généralité des cas,
mais cette durée dépend de l'ancienneté du rhumatisme,
des conditions d'âge, de tempérament, de constitution.
Dans certains cas, le traitement doit être suspendu pour

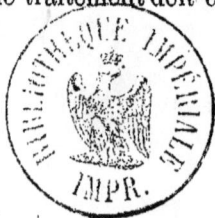

être repris ensuite afin de faire arriver à son *summum* l'excitation générale sans surexcitation, et les malades peuvent le recommencer ainsi à plusieurs reprises et le prolonger suffisamment pour arriver à un résultat de complète guérison.

Les effets thérapeutiques des eaux sont certains, ni les exceptions, ni les difficultés de l'emploi n'en diminueront la valeur, puisqu'on peut les vaincre comme nous l'avons dit ; il ne faut qu'une volonté bien arrêtée de la part du malade ; ajoutons cependant que la science dans ses plus savantes combinaisons ne parvient pas toujours à arrêter les progrès de certaines maladies ou à pallier même les souffrances qu'elles occasionnent, c'est dire qu'à Gréoulx, comme ailleurs, on observe des insuccès dans le rhumatisme : nous en parlerons un peu plus loin.

Je ne dirai rien ici du mode d'action des eaux dans le traitement de l'affection qui nous occupe, cette question est trop discutée, trop controversée pour être de quelque utilité, je me contente de constater des faits, de citer des chiffres, je laisse de côté la question théorique pour la reprendre dans un autre moment.

Après le traitement, rien ne doit contrarier l'action des eaux sous l'influence de laquelle les malades se trouvent pendant quarante jours, ce n'est qu'alors que tous les effets sont produits ; les malades doivent l'observer dans les nouvelles conditions où ils vont se trouver en quittant le séjour des bains, le succès dépend beaucoup d'eux, une nourriture substantielle, des vêtements chauds, un exercice modéré, la privation de spiritueux, de veilles prolongées, de bains ordinaires assurent le succès. Les eaux de Gréoulx peuvent se prendre en hiver comme en été, toujours après la période aiguë du rhumatisme, et la guérison ne se fait pas plus longtemps attendre dans la première époque que dans la dernière ; il est bien entendu que leur emploi en hiver exige plus de précaution que dans la belle saison, qui ne laisse pourtant pas d'être plus favorable au traitement de cette maladie.

Les considérations que nous venons de donner sont basées sur douze cent vingt-cinq observations de malades atteints de rhumatismes chroniques traités par les eaux de Gréoulx, et recueillies par feu le docteur Doux, ancien inspecteur des eaux.

Eu égard à l'ancienneté de la maladie, ces douze cent vingt-cinq observations donnent les résultats suivants : sur trois cents malades dont le rhumatisme datait de six à dix-huit mois, depuis l'époque de sa chronicité, cent quatre-vingt ont guéri, cinquante-huit ont été soulagés, quarante-trois n'ont pas éprouvé d'amélioration ; cinq ont vu leur état s'exaspérer, ce qui donne pour les guéris et soulagés la proportion de 79,80 0/0.

Sur cinq cents, dont la maladie datait de dix-huit mois à trois ans, deux cent vingt-et-un ont été guéris, cent dix-huit soulagés, cent trente-huit sans variation, quatorze exaspérés, soit 67,68 0/0.

Sur deux cent quatre remontant de trois à cinq ans, soixante-neuf ont guéri, soixante-et-quatorze soulagés, trente-quatre pas de changement, huit exaspérés, soit 65 0/0.

Sur deux cent vingt-et-un datant de cinq ans et au-delà, trente-cinq ont guéri, soixante-et-quatorze soulagés, quatre-vingt-sept sans changement, quatorze exaspérés, soit 49,98 0/0.

Par rapport à l'âge :

Sur cent soixante-neuf malades âgés de quinze à vingt-cinq ans, cent dix ont guéri, vingt soulagés, trente sans ¡changement, huit exaspérés, soit la proportion de 76,92 0/0.

Sur sept cent quatre-vingt-huit malades âgés de vingt-cinq à quarante-cinq ans, trois cent trente-trois ont guéri, deux cent soulagés, deux cent six sans amélioration, trente-huit aggravés, soit 66,55 0/0.

Sur deux cent soixante-huit malades âgés de quarante-cinq à soixante-cinq ans et plus, soixante-deux guéris, cent quatre soulagés, soixante-six pas de changement, cinq aggravés, soit 61,94 0/0.

Par rapport à l'espèce de rhumatisme :

Sur deux cent vingt-cinq malades dont le rhumatisme était musculaire, cent quarante-cinq guéris, quatorze soulagés, cinquante-huit sans changement, trois aggravés, soit 70,66 0/0.

Sur deux cent soixante-sept malades dont le rhumatisme était articulaire ou fibreux, cent six guéris, quarante-quatre soulagés, quatre-vingt-quatorze sans variation, seize exaspérés, soit 56,18 0/0.

Sur sept cent trente-trois dont le rhumatisme était musculaire et articulaire, deux cent cinquante-quatre guéris, deux cent soixante-six soulagés, cent cinquante-quatre sans changement, vingt-deux aggravés, soit 70,92 0/0.

Par rapport aux traitements antérieurs :

Sur six cent soixante-et-onze malades qui avaient subi des traitements antérieurs à l'exclusion des eaux de Gréoulx, cent quatre-vingt-onze ont guéri, deux cent vingt-trois soulagés, deux cent deux sans changement, vingt-quatre exaspérés, soit 61,55 0/0.

Sur cinq cent quarante-sept qui n'avaient subi aucun traitement, trois cent quinze guéris, cent un soulagés, cent sans variation, dix-sept exaspérés, soit 76,23 0/0.

On voit par les chiffres qui précèdent qu'il y a eu des guérisons chez tous les malades atteints de rhumatismes chroniques, dans toutes les conditions; mais par rapport à l'ancienneté, la proportion la plus faible des guéris ou soulagés est donnée par ceux remontant à cinq ans et au-delà, près de 50 0/0.

Nous voyons au contraire la proportion de 80 0/0, pour ceux datant de six à dix-huit mois.

L'âge a peu d'importance d'après notre statistique, puisque de quinze à soixante-cinq ans et au-dessus, nous nous tenons entre 76 et 62 0/0.

En ce qui concerne l'espèce de rhumatisme, l'articulaire donne un peu moins de succès que le musculaire : 56 contre 70 0/0. Mais chez les malades atteints de rhumatisme musculaire et articulaire, nous obtenons près de 71 0/0.

Par rapport aux traitements antérieurs, nous voyons que les malades qui n'en ont suivi aucun avant de venir à Gréoulx, ont guéri en plus grande proportion que ceux qui étaient dans le cas contraire : 76 contre 61 0/0.

En présence de ces résultats qui ne sont dépassés certainement pour le traitement du rhumatisme dans aucun autre établissement thermal, et par aucun autre moyen thérapeutique, les eaux de Gréoulx doivent occuper un rang élevé comme moyen curatif de cette affection, et nous engageons vivement les médecins à les ordonner, c'est ce que nous souhaitons surtout dans l'intérêt des rhumatisants. Disons en terminant que chaque année Gréoulx est le rendez-vous des personnes qui allant aux eaux pour y suivre un traitement recherchent une vie calme, et veulent s'occuper du

soin de leur santé, un grand nombre y obtiennent
une guérison complète, d'autres un soulagement très-
marqué, de là la réputation de ces thermes qui j'espère
ne fera que s'accroître, si nos confrères en en connais-
sant mieux la haute valeur, veulent bien leur prêter
leur puissant concours.

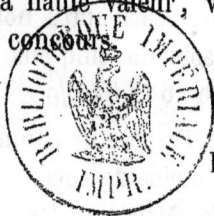

Dr LESCALMEL.

Marseille, Mars 1870.

www.ingramcontent.com/pod-product-compliance
Lightning Source LLC
Chambersburg PA
CBHW070202200326
41520CB00018B/5505